这本书属于超级无敌可爱的小朋友 —————

图书在版编目（CIP）数据

"千里眼"的秘密 / 许雅君著 . —北京：化学工业
出版社，2022.4
（给孩子的食物魔法书）
ISBN 978-7-122-40830-3

Ⅰ.①千… Ⅱ.①许… Ⅲ.①营养卫生－儿童读物
Ⅳ.① R153.2-49

中国版本图书馆 CIP 数据核字 (2022) 第 028368 号

责任编辑：杨晓璐　杨骏翼　　　　　　　　内文绘图：周　逸　柴陆瑶
责任校对：宋　玮　　　　　　　　　　　　装帧设计：逗号张文化

出版发行：化学工业出版社 (北京市东城区青年湖南街 13 号 邮政编码 100011)
印　　装：北京瑞禾彩色印刷有限公司
889mm×1194mm　1/20　印张 1¾　字数 8 千字　插页 1　2022 年 5 月北京第 1 版第 1 次印刷

购书咨询：010-64518888　　　　　　　　售后服务：010-64518899
网　　址：http://www.cip.com.cn
凡购买本书，如有缺损质量问题，本社销售中心负责调换。

定　　价：19.80 元

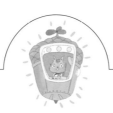

给孩子的食物魔法书

"千里眼"的秘密

北京大学教授 许雅君 / 著

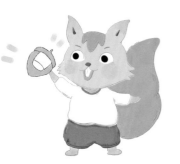

松鼠小精灵

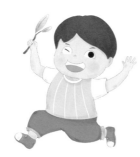

吉吉（5岁）

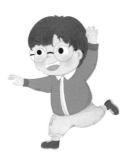

奇奇（4岁半）

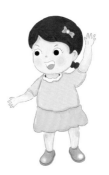

小美（5岁）

化学工业出版社

· 北京 ·

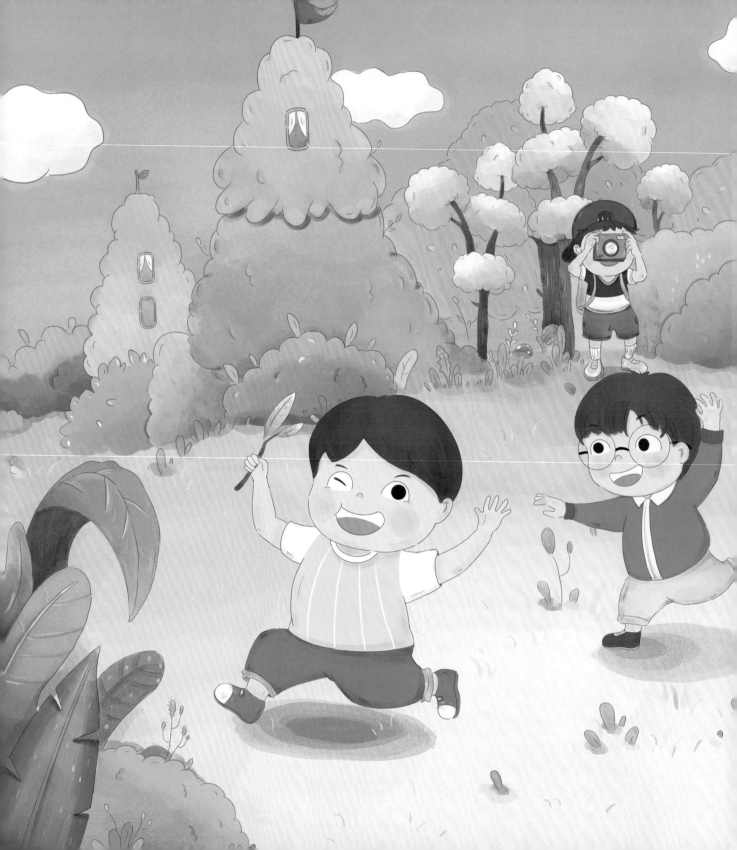

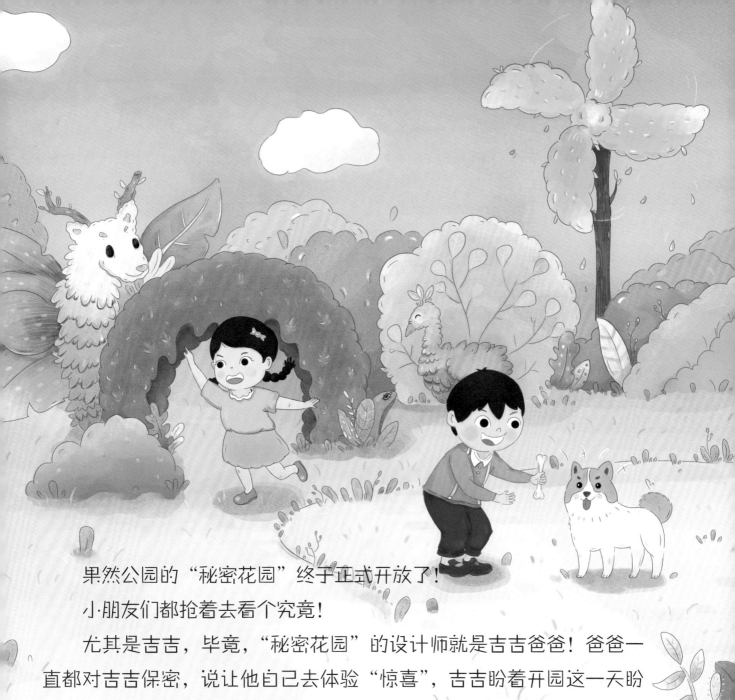

果然公园的"秘密花园"终于正式开放了！

小朋友们都抢着去看个究竟！

尤其是吉吉，毕竟，"秘密花园"的设计师就是吉吉爸爸！爸爸一直都对吉吉保密，说让他自己去体验"惊喜"，吉吉盼着开园这一天盼了太久了，不知多少个晚上都梦见在秘密花园里体验"惊喜"。

"吉吉，你爸爸真不愧是著名园艺师，这个秘密花园太棒了！"小美一边从一个大大的"甜甜圈"树洞钻出来，一边大声对吉吉说。

1

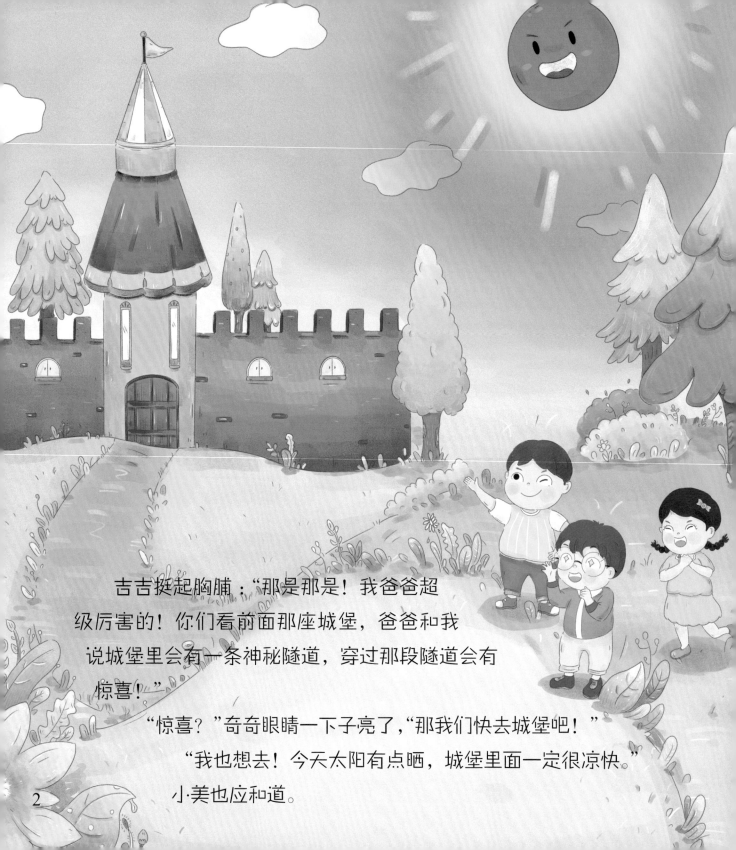

　　吉吉挺起胸脯："那是那是！我爸爸超级厉害的！你们看前面那座城堡，爸爸和我说城堡里会有一条神秘隧道，穿过那段隧道会有惊喜！"

　　"惊喜？"奇奇眼睛一下子亮了，"那我们快去城堡吧！"

　　"我也想去！今天太阳有点晒，城堡里面一定很凉快。"小美也应和道。

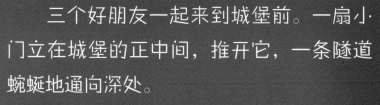

　　三个好朋友一起来到城堡前。一扇小门立在城堡的正中间，推开它，一条隧道蜿蜒地通向深处。

　　吉吉："这就是我爸爸说的'惊喜隧道'，秘密就在出口那里！"

　　不等吉吉说完，奇奇第一个冲了进去，小美则紧跟其后。

　　"等等我！"吉吉也赶紧跟了进去。

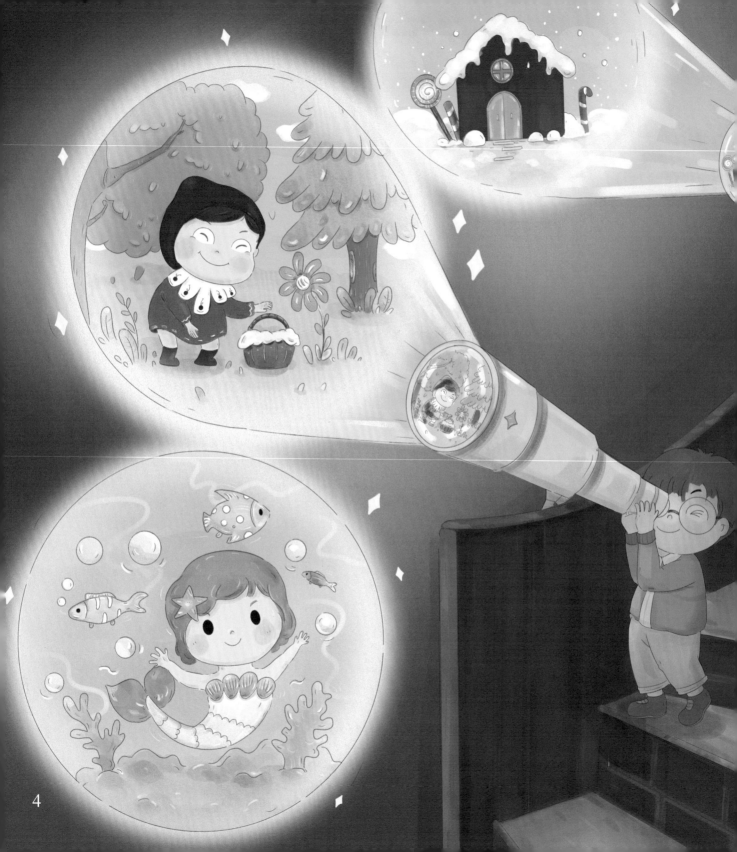

4

隧道里没了阳光，一下子暗了下来。

每隔二十米，就有一个童话万花筒，只要对着上面那个圆圆的小洞往里看，熟悉的童话人物就会在里面演绎不同的童话小电影，先是那座"姜饼屋"，接着是采花的"小红帽"，"小美人鱼"也在前面等着他们。

奇奇和小美走在前面，看得眼花缭乱。

突然，吉吉带着哭腔的声音响起："奇奇！小美！你们在哪？我摔倒了，呜呜呜……"

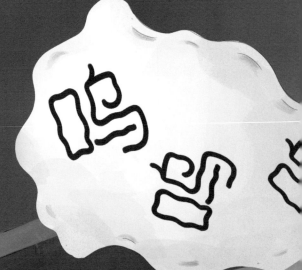

"吉吉，你等着！我去找你！"小美听到哭声焦急地喊着，回转身去找吉吉。

另一边，趴在地上的吉吉突然被人拉了起来。一束亮光发出来，照亮了周围的空间。

原来是松鼠小·精灵！它开着腰间的松果灯。

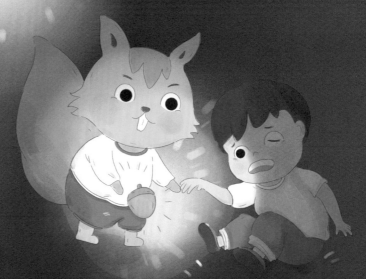

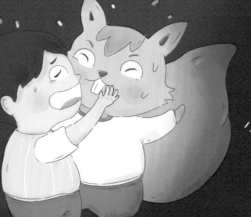

吉吉一把抱住松鼠小·精灵："松鼠小·精灵，谢谢你……"

松鼠小·精灵："你怎么摔倒了？"

这时小·美也赶到了："吉吉，你怎么落这么远？！"

吉吉委屈地说：“里面这么黑，我一进来根本看不清路！”

小美眨了眨大眼睛，疑惑地说：“可我明明能看清啊？”

这下吉吉也疑惑起来：“真的？可我怎么一点都看不清路？”

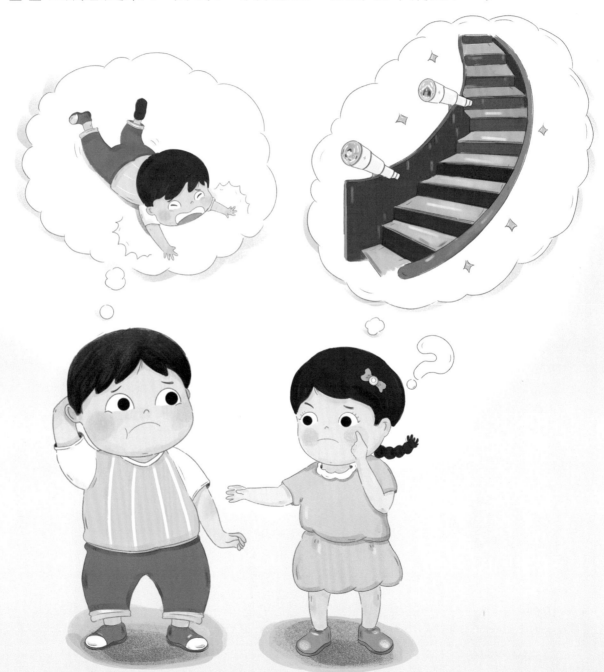

松鼠小精灵想了一下，伸手在腰间的松果灯上一拍，唰，灯灭了，隧道里一下子又黑了下来。

"啊，又黑了，我又什么都看不到了，呜呜呜……"吉吉紧紧抓住松鼠小精灵的胳膊。

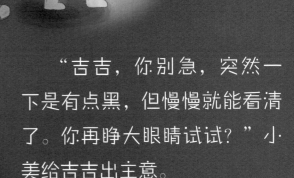

"吉吉，你别急，突然一下是有点黑，但慢慢就能看清了。你再睁大眼睛试试？"小美给吉吉出主意。

吉吉努力睁大了眼睛，等了1秒、2秒……1分钟过去了，可还是黑漆漆一片，什么都看不清。

吉吉再次无助地哭了起来。

松鼠小精灵重新打开松果灯："吉吉，你的眼睛发求救信号了，咱们先退出城堡吧。"

看不清…

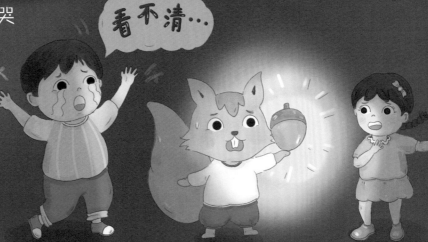

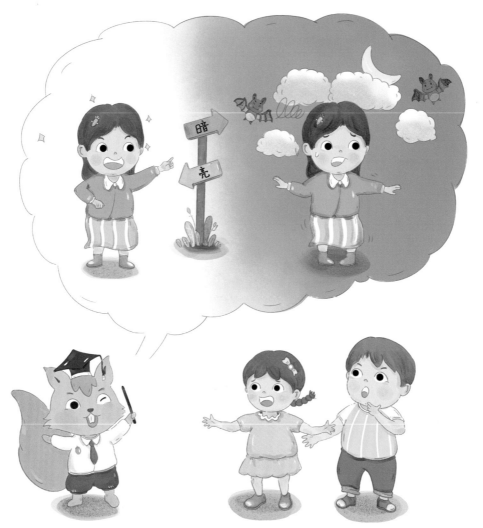

　　出了城堡大门，松鼠小·精灵说道："吉吉，你的'暗适应'时间过长，很可能眼睛出了问题。"

　　"那是什么意思？"吉吉和小·美异口同声地问。

　　松鼠小·精灵挤了挤眼："松鼠小·博士开课啦！我们从亮的地方一下子来到暗的地方，最初眼睛看不清楚，但是过段时间就会适应，然后可以重新看清楚，这个过程就是暗适应。一般这个时间很短，可吉吉的适应时间过长了，所以会一直觉得黑。"

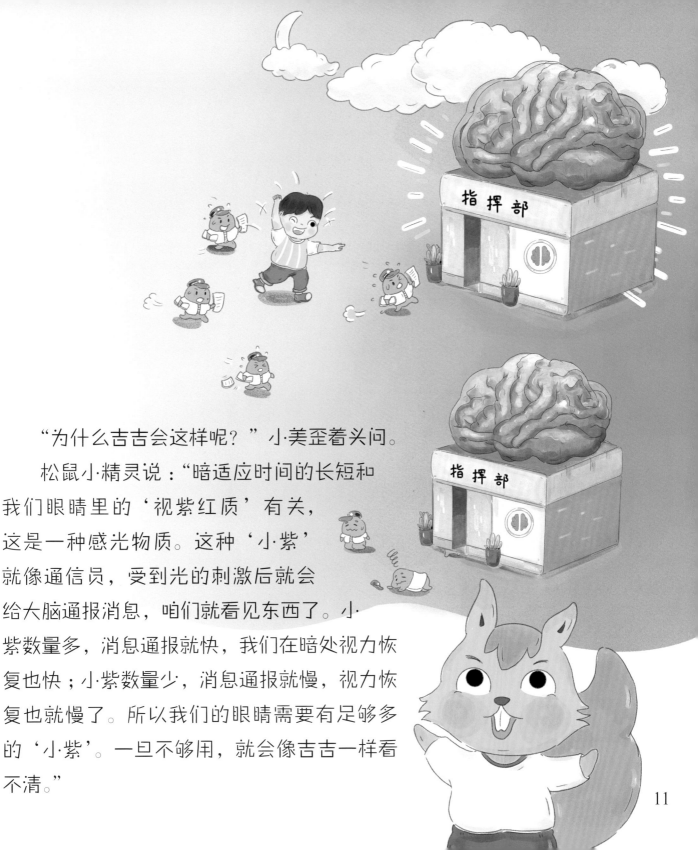

"为什么吉吉会这样呢？"小·美歪着头问。

松鼠小·精灵说："暗适应时间的长短和我们眼睛里的'视紫红质'有关，这是一种感光物质。这种'小·紫'就像通信员，受到光的刺激后就会给大脑通报消息，咱们就看见东西了。小·紫数量多，消息通报就快，我们在暗处视力恢复也快；小·紫数量少，消息通报就慢，视力恢复也就慢了。所以我们的眼睛需要有足够多的'小·紫'。一旦不够用，就会像吉吉一样看不清。"

11

吉吉不解地问："为什么我到了亮的地方就又能看清了呢？"

松鼠小精灵说："越暗的地方光线越少，想要接收到很少光线做出反应，就需要更多的'小紫'来工作。"

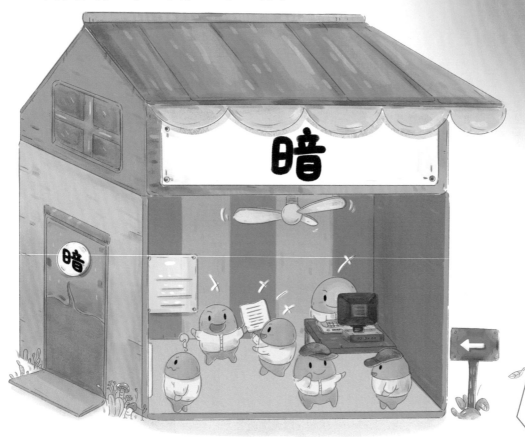

"原来如此，那为什么我眼睛里的'小紫'会不够呢？"吉吉又问。松鼠小精灵说："合成'小紫'需要维生素A。吉吉，你平时是不是只吃喜欢吃的食物？而且喜欢吃的还没几样？"

吉吉伸出手指头，仔细地数着自己喜欢吃的食物，越数越不好意思。

"吉吉，能给你提供丰富维生素 A 的食物刚好都被你屏蔽掉了。"

"鸡肝和猪肝这一类动物肝脏，维生素 A 的含量特别丰富；深绿色或者橙红色的蔬菜水果，例如西蓝花、胡萝卜和芒果等，也能提供类胡萝卜素，用来转变成维生素 A。"

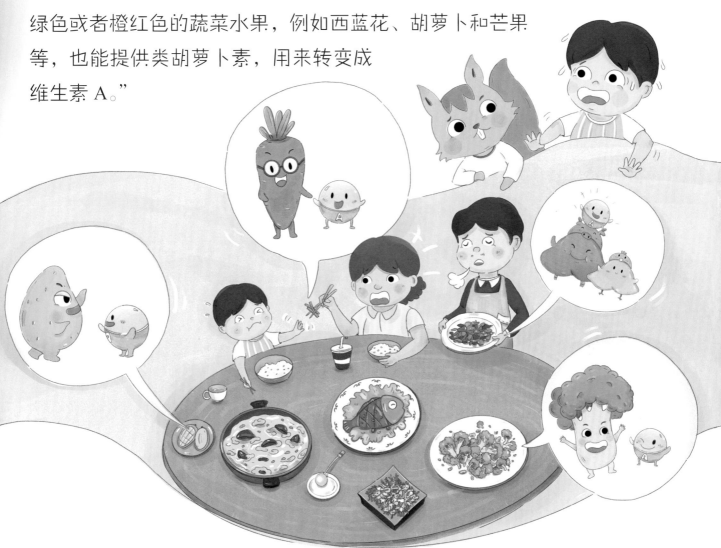

"这些食物你都不愿意吃，这样下去，你很有可能会得夜盲症，天一黑你就什么也看不见了！"

"啊……这么可怕！"吉吉担心地喊了出来。

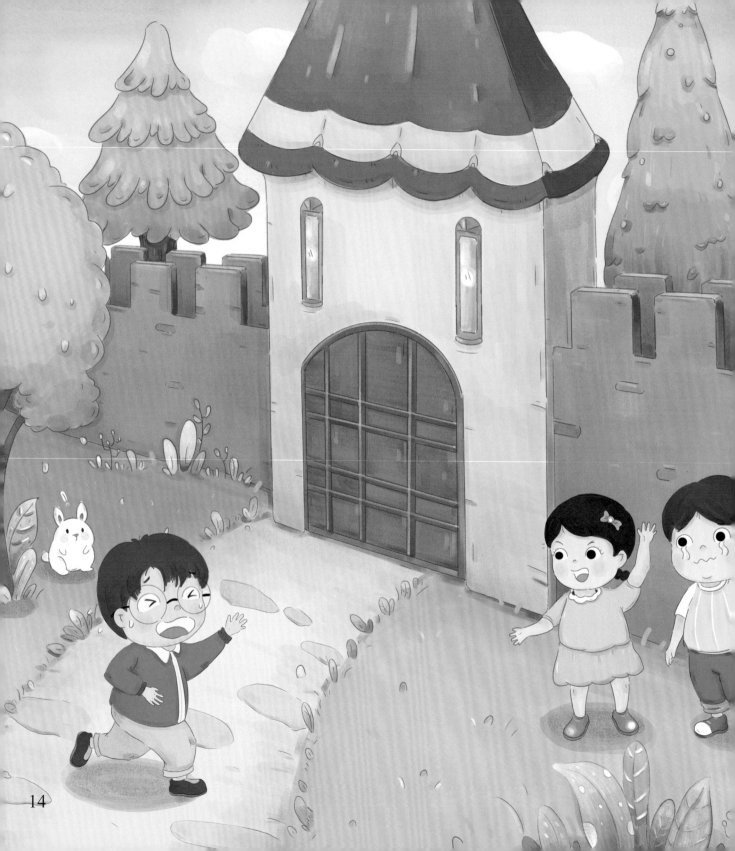

这时，奇奇也气喘吁吁地从城堡里跑出来。

"原来你们在这儿呀，怎么都退出来了呢？"奇奇问。

"吉吉看不清路摔倒了，松鼠小精灵带他出来看看怎么回事。奇奇，你已经看到惊喜了吗？"小美问。

"没有，我快走到隧道口才发现你们都不见了，所以我就回来找你们了。到底怎么回事，吉吉为什么会看不清路？"

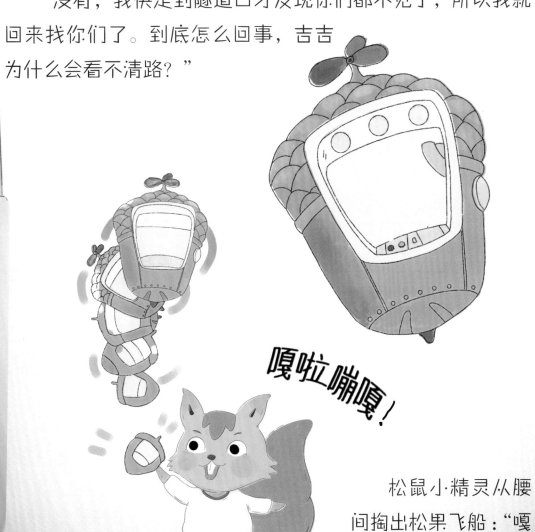

嘎啦嘣嘎！

松鼠小精灵从腰间掏出松果飞船："嘎啦嘣嘎！出发！"

15

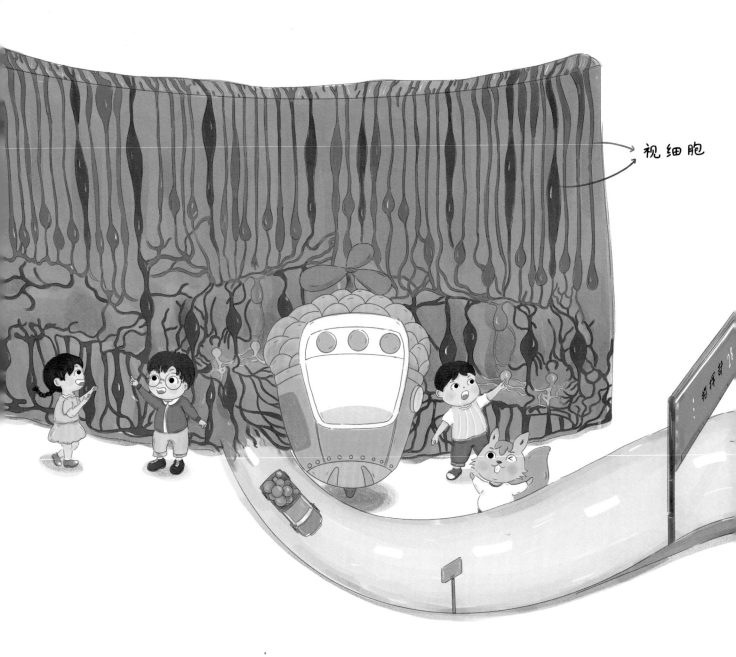

视细胞

说话间，松果飞船带着大家来到了一个人的眼球里。一堵弧形墙壁挡住了去路。大家从飞船走下来，松鼠小精灵让大家走近"墙壁"仔细看。哇，这墙壁的"砖块"长得好特殊，有的顶着个大锥子，有的拖着根长长的管子，仔细看它们都还长着长短不一的"头发"。

松鼠小·精灵："这层墙壁叫'视网膜'，那些奇形怪状的"砖块"就是咱们的视细胞了。你看那拖着长管子的细胞里灌满了'小·紫'，光线从外面射进来，小·紫感受到光，就放出信号，所有信号汇聚到一起，沿着神经纤维的高速公路，急速送到大脑总指挥部。"

小·美恍然大悟地说："所以干活的'小·紫'越多，我们感受到光线就越快！"

"是的！"松鼠小·精灵欣慰地答道。

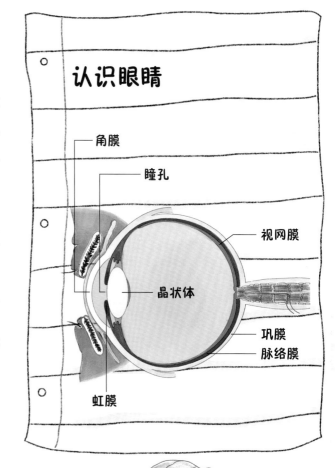

认识眼睛

- 角膜
- 瞳孔
- 视网膜
- 晶状体
- 巩膜
- 脉络膜
- 虹膜

指挥部

大家回到秘密花园的城堡门前。

吉吉说："松鼠小·精灵，我知道了，以后我要吃胡萝卜、鸡肝和绿色蔬菜，让眼睛里的'小·紫'多多的。唉，可惜没看到隧道里的'惊喜'。"

"我们帮你！"大家异口同声地说。

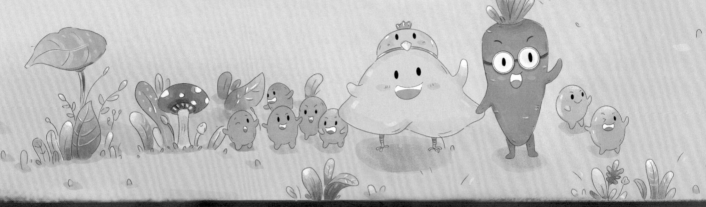

松鼠小·精灵打开腰间的松果灯，奇奇和小·美一边一个拉着吉吉的手，一起走进了隧道。

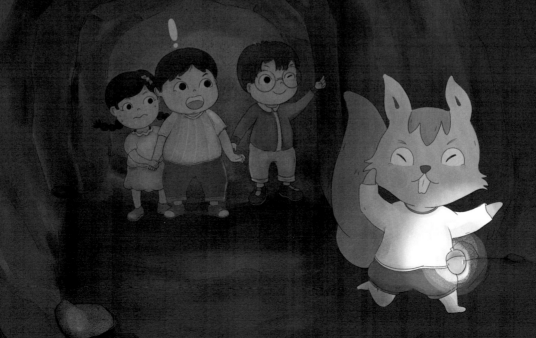

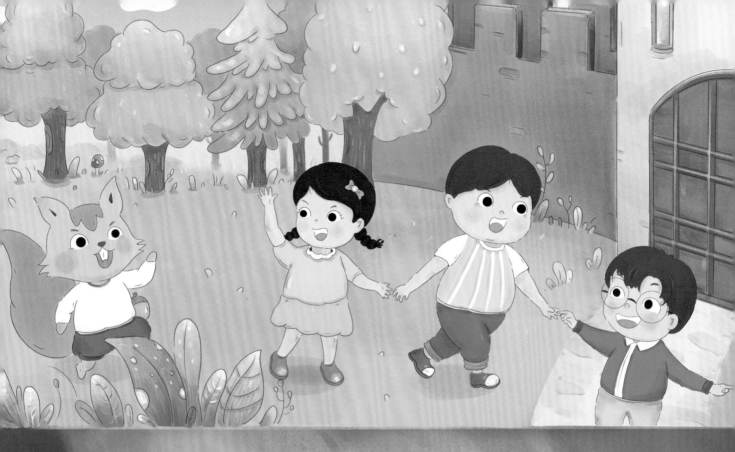

　　大家带着吉吉重温了每一处童话万花筒。
　　没过多久，一道光亮出现，隧道出口就在眼前了。
　　"我有点紧张，会是什么惊喜呢？"小美紧紧握了一下吉吉的手。
　　来到栅栏门口，只见门上挂着一块小木牌，上面写着"属于你的秘密花园"。

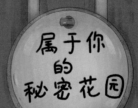

属于你
的
秘密花园

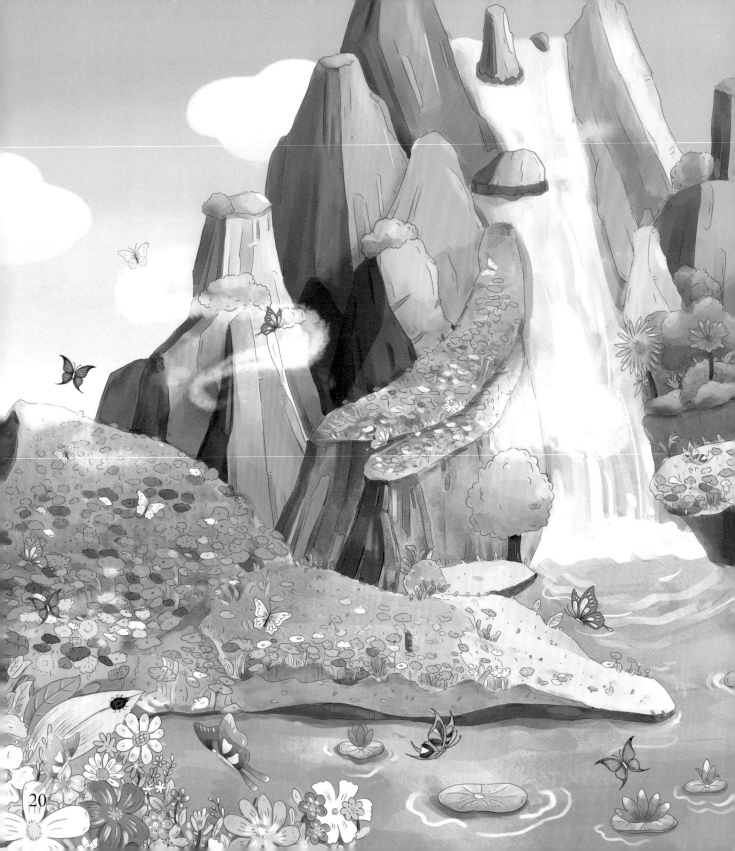

大家一起把栅栏门缓缓拉开。
哇！一大片五颜六色的花海在面前
展开，空中飞着各色的蝴蝶，远处
还有一大片瀑布从天而降！

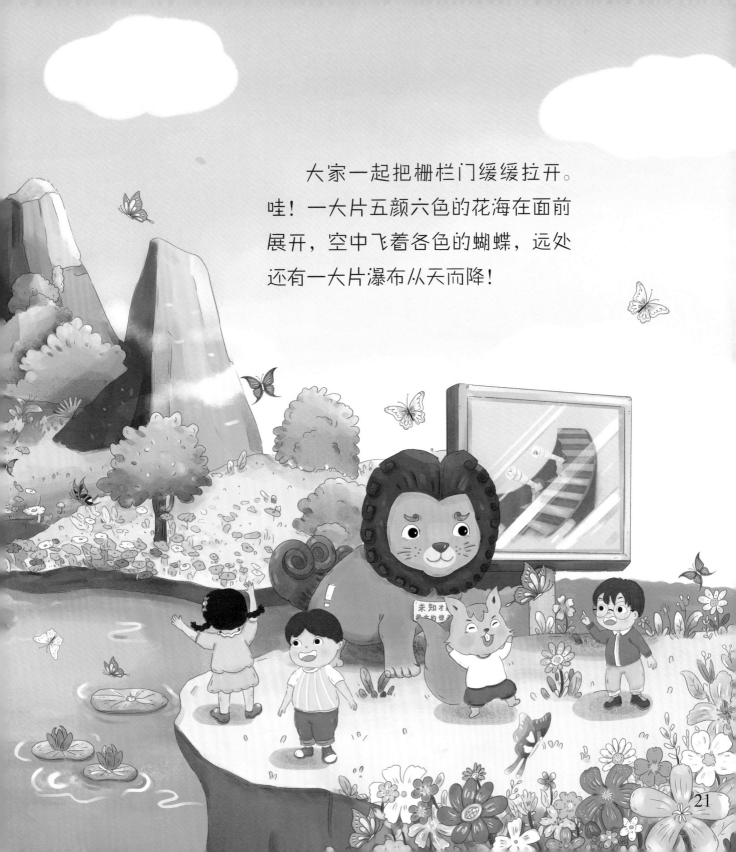

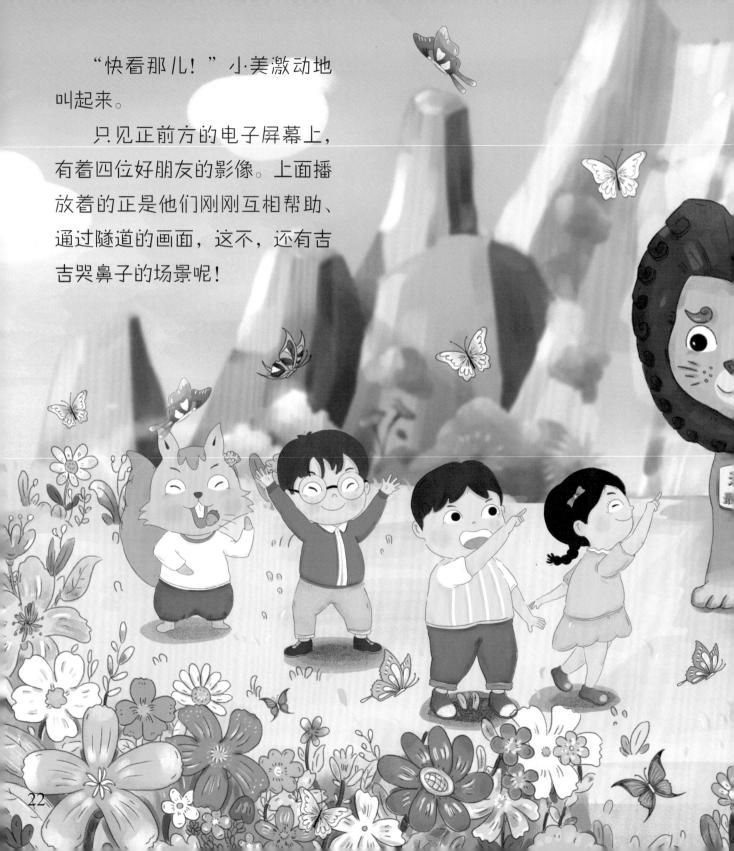

"快看那儿！"小美激动地叫起来。

只见正前方的电子屏幕上，有着四位好朋友的影像。上面播放着的正是他们刚刚互相帮助、通过隧道的画面，这不，还有吉吉哭鼻子的场景呢！

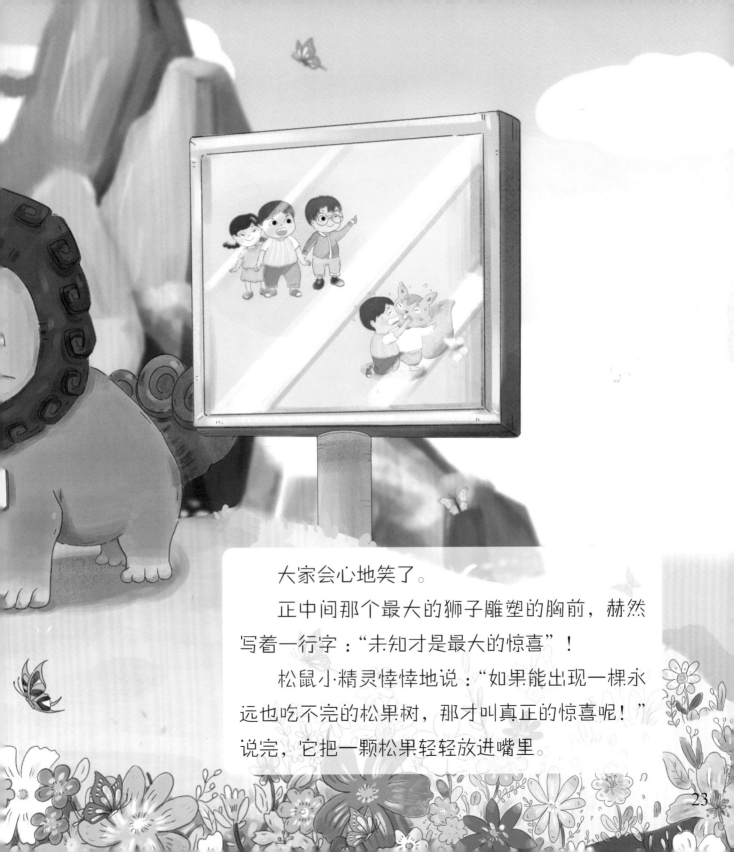

大家会心地笑了。

正中间那个最大的狮子雕塑的胸前，赫然写着一行字："未知才是最大的惊喜"！

松鼠小精灵悻悻地说："如果能出现一棵永远也吃不完的松果树，那才叫真正的惊喜呢！"说完，它把一颗松果轻轻放进嘴里。

23

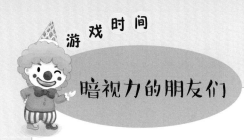

暗视力的朋友们

小朋友，吉吉因为挑食导致他在黑暗处看不清东西了，快来帮他挑选能改善暗视力的食物吧！

在你推荐的食物下面贴上一个棒棒的"大拇指"吧。

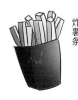 炸薯条

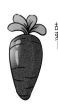 胡萝卜

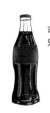 可乐

 鸡肝

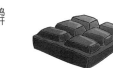 巧克力

 芒果

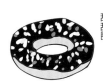 甜甜圈

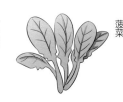 菠菜

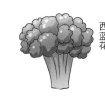 西蓝花

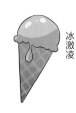 冰激凌

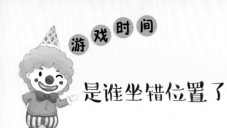

是谁坐错位置了

　　食物种类多，分组排排坐，快点找一找，是谁坐错了？ 把坐错的食物给贴到后面吧!

第一组 冬瓜　西瓜葡萄青苹果

第二组 黄瓜法棍面包丝西葫芦

第三组 米饭馒头牛奶面条

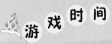

保护眼睛我知道

眼睛是心灵的窗户，我们要好好保护眼睛的健康，下面小朋友的做法如果是正确的，就在他后面的括号里画上"√"，如果是错误的，就在他后面的括号里画上"×"。

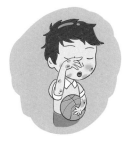

刚刚做完游戏，用脏手去揉眼睛。（　）

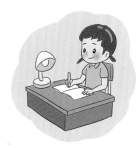

看书、写字、画画在光线充足但不刺眼的环境下。（　）

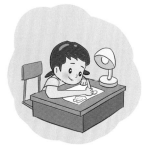

看书、写字、画画时，眼睛距离书本纸张非常近。（　）

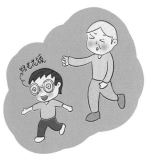

戴爷爷的老花镜玩游戏。（　）

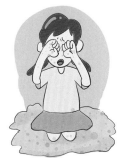

眼睛里进了沙子，用手使劲揉眼睛。（　）

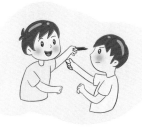

用笔尖对着自己或别人的眼睛。（　）

猜猜这是谁的眼睛

小动物们的眼睛在哪里？快快帮他们找到并贴上吧。

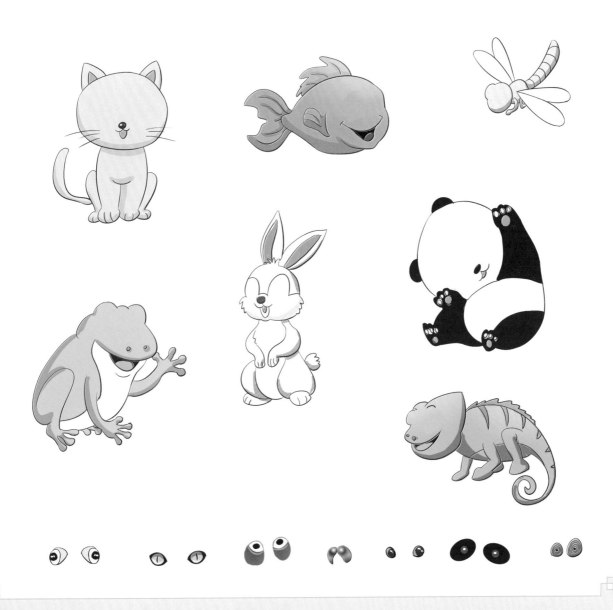

作者简介

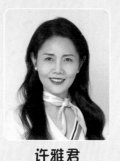

许雅君

北京大学营养与食品卫生学系教授、博士生导师

北京市健康科普专家

北京市青年教学名师

现任北京大学公共卫生学院副院长，中国营养学会妇幼营养分会常委，北京市营养学会副理事长，北京市预防医学会理事，北京健康教育协会慢性病管理专业委员会常务理事，北京市食品安全毒理学研究与评价重点实验室副主任等职。

主要研究领域为生命早期营养与健康发展、食物营养与儿童食育，热心儿童早期科学饮食习惯养成工作。近年作为课题负责人承担国家、省部级科研课题 10 余项，在国内外发表学术论文 150 余篇，获得科技成果奖 9 项，主编、参编教材和著作 20 余部，是国内外 9 部学术期刊编委和 20 余部学术期刊审稿人。

扫码享服务

★【看视频】北大教授给家长的饮食营养视频
★【寻妙招】定制个性化营养方案
★【听音频】营养知识潜移默化
★【点读书】有声伴读亲子互动
★【趣读书】耳熟能详趣味输出

视频目录

1 为什么提倡孩子多吃蔬菜水果
2 为什么要让孩子适当摄入肉类
3 为什么要合理搭配饮食
4 如何纠正孩子偏食挑食

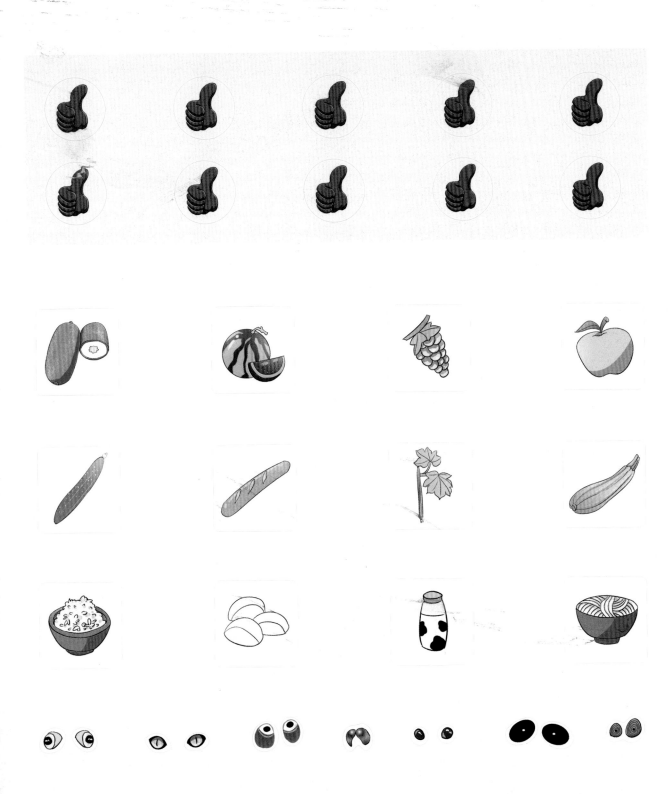